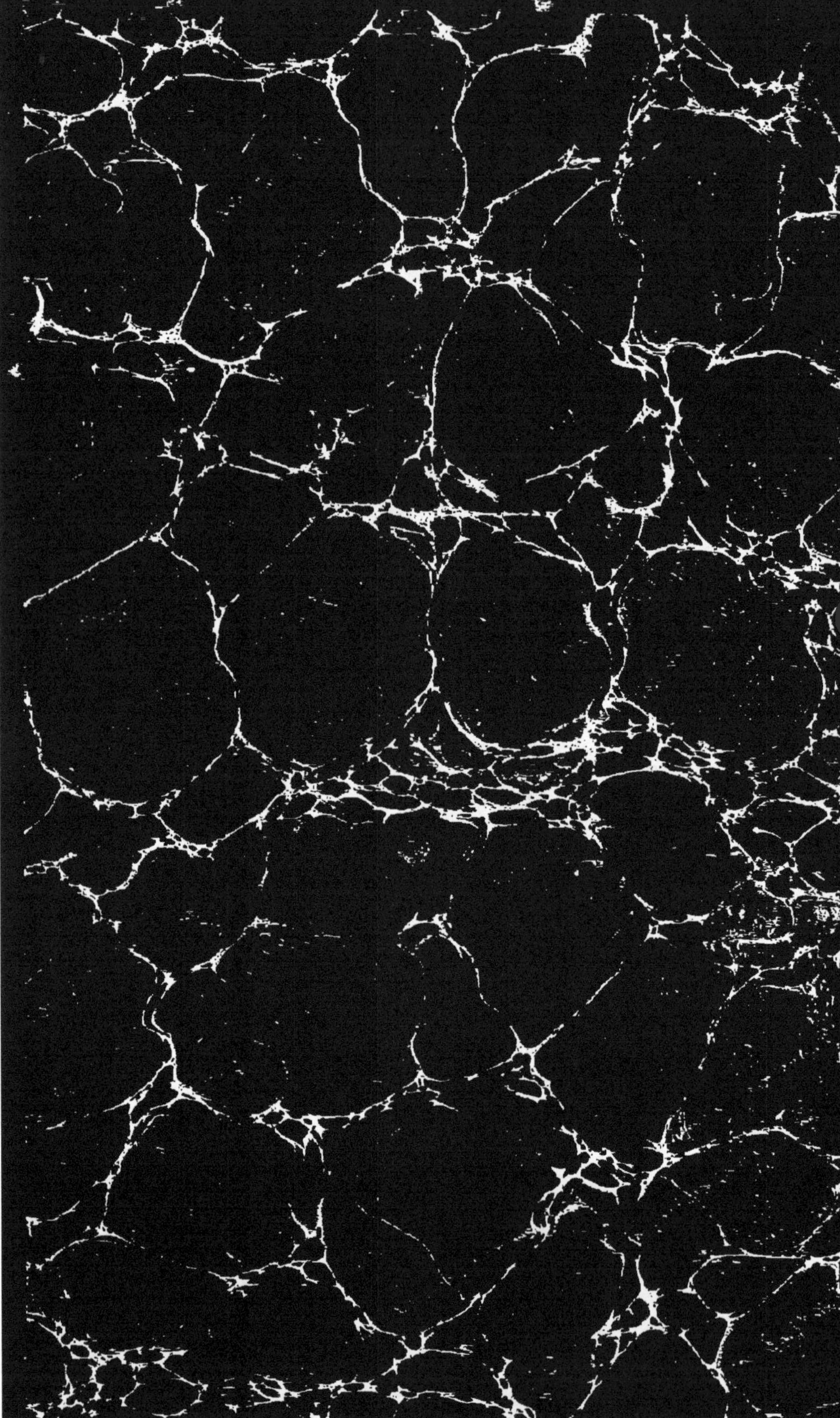

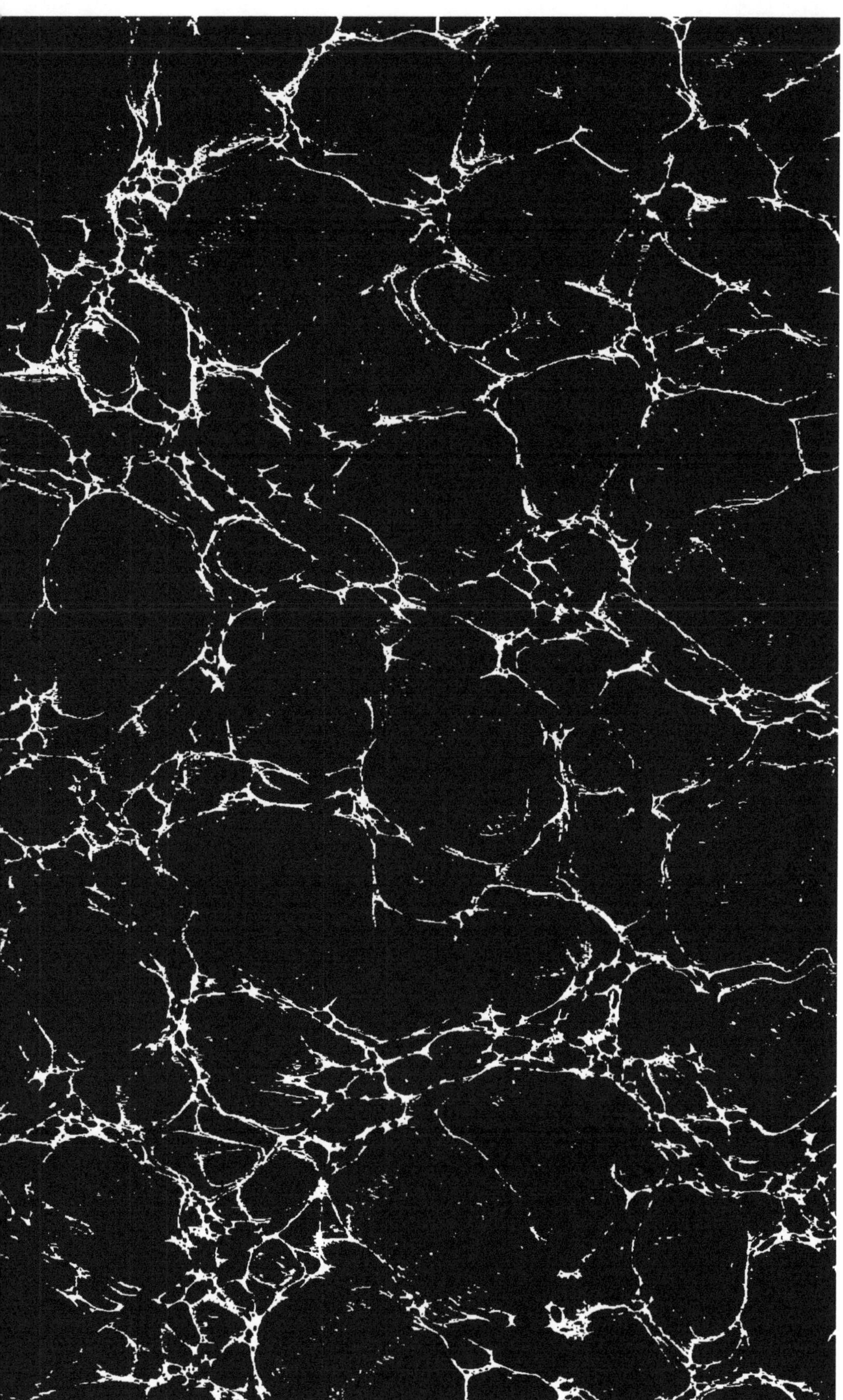

PHRÉNOLOGIE.

IMPRIMERIE DE HAUQUELIN ET BAUTRUCHE, RUE DE LA HARPE, 90.

PHRENOLOGIE.

SYSTÊMES DE GALL,

SPURZHEIM, COMBE, ETC. ;

AVEC UNE NOTICE SUR LA VIE DU DOCTEUR GALL.

OUVRAGE

MIS A LA PORTÉE DES GENS DU MONDE.

PAR *, ANCIEN PROFESSEUR**

DE SCIENCES NATURELLES.

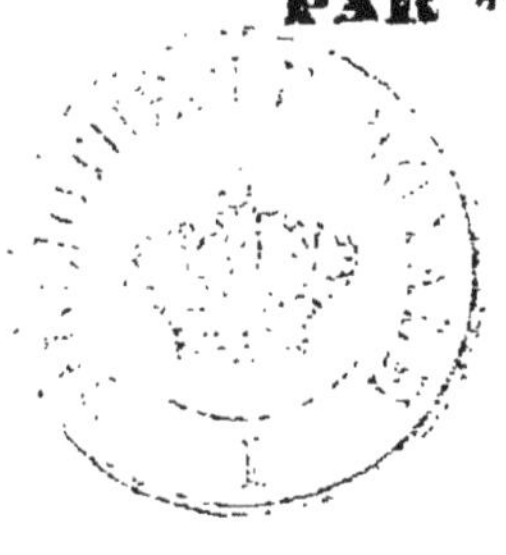

PARIS,

CHEZ SALME-GRISON, NATURALISTE,

rue Racine 1, et rue de la Harpe, 45,

ET CHEZ

TOUS LES LIBRAIRES DE PARIS ET DES DÉPARTEMENTS.

1845

Pour acquérir en peu de temps des notions exactes et positives de la phrénologie, il est nécessaire d'avoir sous les yeux, en même temps que les indications contenues dans cet abrégé, un modèle de tête, soit en plâtre, soit naturelle, sur laquelle les divisions, les numéros et les dénominations des organes soient tracés avec exactitude. On trouve au Cabinet d'histoire naturelle de M. Salme-Grison des têtes en plâtre de toutes dimensions ainsi que des crânes naturels, avec les inscriptions très-soigneusement marquées, présentant d'un côté le système de Gall et de l'autre côté celui de Spurzheim, avec les additions de Combe, Broussais, etc.

Le prix des têtes en plâtre, ainsi préparées et recouvertes d'une couche de vernis, varie de 3 à 8 francs; celui des crânes naturels, de 8 à 18 fr.

On peut se procurer également dans le même cabinet des collections de têtes de différentes races humaines, moulées sur nature avec le plus grand soin, et quelques collections de crânes naturels.

On trouvera dans le Catalogue du Musée Salme-Grison la liste des têtes de ces collections.

—

NOTICE SUR LE DOCTEUR GALL.

Gall (François-Joseph) naquit le 9 mars 1758 à Tiefenbrunn, petit village du duché de Bade. Sa famille était originaire d'Italie, et portait primitivement le nom de *Gallo*. Il était le sixième de dix enfants, et son père, qui n'était qu'un modeste marchand, ne lui aurait fait donner qu'une éducation en rapport avec sa profession, si un oncle ecclésiastique ne se fût chargé de son instruction. Après avoir suivi des cours à Baden et à

Bruchsal, il fut envoyé à Strasbourg où il commença ses études de médecine. Ses succès furent brillants et rapides, et dès cette époque il entreprit ses observations physiologiques.

La reconnaissance lui fit épouser dans sa première jeunesse une femme qu'un dévouement charitable retint à son chevet pendant une grave maladie, et que le hasard avait amenée dans la même maison que lui.

A l'âge de 25 ans il se rendit à Vienne, et quatre ans plus tard il prenait le titre de docteur. En 1796, il ouvrit des cours publics pour propager ses idées nouvelles ; mais les autorités de cette ville l'obligèrent bientôt de les fermer.

Spurzheim fut, de ses nombreux auditeurs, celui qui s'attacha avec le plus d'enthousiasme à sa doctrine, et Gall l'admit comme collaborateur.

Le 1er janvier 1805, son père lui écrivait : Il est tard, la nuit pourrait n'être pas loin, te verrai-je encore? Il partit pour aller revoir sa famille qu'il n'avait pas visitée depuis vingt-cinq ans. Ce voyage, qu'il fit avec le docteur Spurzheim, fut une suite de triomphes pour ses idées. Il reçut de toutes parts les félicitations des souverains mêmes et des médecins les plus distingués ; partout on s'empressait de lui fournir les moyens de répandre sa science, d'ajouter de nouvelles observations à sa nombreuse collection de preuves, soit en lui ouvrant les hospices et les maisons d'éducation, soit en mettant à sa disposition le cadavre ou le crâne de ceux qui avaient présenté pendant leur vie des caractères dignes de remarque.

Gall arriva à Paris en 1807, et ses séances à l'Athénée divisèrent bientôt en deux camps ceux qui accoururent pour l'entendre. D'un côté, le sarcasme et le dédain se joignirent à l'attaque de son système ; Gall soutint la lutte en employant aussi l'arme de l'ironie. D'une autre part s'élevèrent d'ardents défenseurs, et plus d'un nom illustre vint donner de l'éclat à cette polémique. Parmi les antagonistes on comptait Rudolphi, Rolando, Flourens, Serre, etc. ; et contre ceux-ci, les docteurs Reil, Broussais, Bouillaud et toute la Société phrénologique, constituée dès cette époque, et qui depuis continue l'œuvre de Gall, la propage par des écrits et des discussions.

Gall adopta la France pour patrie, il reçut en 1819 ses lettres de naturalisation. Il crut devoir suivre les conseils de M. Geoffroy Saint-Hilaire qui l'engageait à se présenter à l'Académie des sciences; mais il n'eut que la voix de son ami et fut écarté de ce corps savant. En 1823, il fit le voyage de Londres dont il revint désappointé : ses espérances de succès avaient été entièrement trompées.

En 1825, Gall, devenu veuf, épousa une dame qui lui tenait compagnie et qui lui prodigua les soins les plus empressés jusqu'à sa mort.

Le 3 avril 1828, il éprouva un étourdissement qui lui fit croire pendant un quart d'heure qu'il avait été atteint de folie. C'était une congestion cérébrale qui l'emporta dans la tombe le 22 août suivant. Il mourut à sa maison de campagne à Montrouge, et fut enterré au cimetière du Père Lachaise. Son crâne fut, selon la recommandation qu'il en avait faite, réuni à sa riche collection, qui se trouve aujourd'hui au Muséum d'histoire naturelle.

Le docteur Gall était d'une assez grande taille. Sa tête présentait un rare développement, surtout à la région frontale; elle avait 22 pouces 2 lignes (environ 60 centim.) de circonférence, et, ce qui est plus extraordinaire, on comptait depuis le haut du nez jusqu'à l'occiput 14 pouces 9 lignes (environ 40 centim.)

La bienveillance et la bonté étaient exprimées sur sa figure, et cependant il n'accorda son amitié qu'à très-peu de personnes. Il manifesta toujours un grand amour de l'indépendance. Des sentiments de méfiance et de susceptibilité se mêlèrent quelquefois à ces belles qualités, et il faut peut-être aller chercher à cette source la cause de la séparation irrévocable qui se fit entre lui et le docteur Spurzheim en 1813.

Gall a laissé de nombreux travaux et plusieurs grands ouvrages sur l'anatomie et son système de phrénologie. C'est à ce dernier livre que nous avons emprunté la plupart des notes que nous allons exposer.

PHRÉNOLOGIE.

OBSERVATIONS PRÉLIMINAIRES. SYSTÈME DU DOCTEUR GALL.

Si la science phrénologique a rencontré des détracteurs, il faut convenir qu'un grand nombre d'hommes recommandables l'ont envisagée, dès sa première apparition, avec cette joie que donne une lumière subite à l'homme perdu dans les ténèbres. Ne pourrions-nous pas demander à ces détracteurs, qui affectent l'ironie et le dédain, de nous dire quelle science humaine a marché aussi rapidement que la phrénologie? Quoi! en moins d'un quart de siècle une science nouvelle est jetée dans le monde par un seul homme, est prêchée comme une doctrine sainte par les savants qui s'associent, s'encouragent, la portent chez toutes les nations, et vous osez ranger cette science avec les productions de la folie humaine! Il suffit, pour sauver la gloire de Gall, de voir avec quelle ardente persévérance la Société phrénologique de Paris propage par ses écrits et par les discours prononcés à l'Athénée la science fondée par cet homme illustre. Nous croyons donc répondre à un vœu du plus grand nombre en présentant ici, sous ses formes les plus simples et dans ses résultats les plus importants, cette nouvelle branche des connaissances humaines.

La phrénologie est une science qui se déduit de l'observation des organes du cerveau, considérés sous le rapport de la relation qu'ils ont avec les facultés morales, intellectuelles et physiques.

Comme les diverses circonvolutions du cerveau se trouvent exprimées à l'extérieur du crâne, il s'ensuit que l'examen de ce dernier conduit au même résultat pour l'observateur. Il importe cependant d'ajouter que le savant phrénologiste, selon les règles de la logique, étudie d'abord quels peuvent être les rapports des facultés avec le cerveau même, puis porte son attention sur la composition et les formes de celui-ci, afin d'arriver, par une suite d'inductions physiologiques, aux observations sur les formes mêmes du crâne. Mais il suffit ici de considérer l'extérieur de la partie osseuse, c'est-à-dire de prendre pour point de départ le résultat même des recherches de la science.

Le docteur Gall fut le premier qui ait groupé en un corps de science les observations phrénologiques. C'est avec une infatigable persévérance que, pendant plus de 50 ans, il recueillit de toutes parts les preuves physiques de la vérité de ses inductions. Après avoir pénétré dans tous ses secrets l'organisation du corps humain, après avoir suivi toute la filiation du système nerveux et les relations des fonctions physiques, il pensa devoir déclarer que le siége principal des facultés de l'entendement se trouvait dans le cerveau.

Nous ne rapporterons pas ici les diverses circonstances qui fournirent au docteur allemand l'occasion de ses découvertes, nous aurons à mentionner seulement les expériences desquelles il sut déduire les conséquences et la classification des fonctions morales, intellectuelles et physiques qu'il fit entrer dans l'ordonnance de son système. Ainsi nous ne présenterons point ni l'anatomie du corps humain, ni même celle du cerveau, et nous ne considérerons que l'enveloppe osseuse de ce dernier.

C'est donc sur la forme extérieure du crâne que nous allons porter notre attention, et, tout en adoptant les résultats du docteur Gall, nous aurons soin de signaler les principales modifications apportées par les continuateurs de ce savant physiologiste, et entre autres les docteurs Spurzheim et Combe.

Afin de rendre plus intelligible pour toutes les classes de lecteurs l'exposition de la science dont nous devons nous occuper, nous donnerons ici le dessin du crâne humain, en ajoutant les dénominations des principales parties dont il se compose. Il sera facile de reconnaître les os doubles ou se répétant sur l'autre moitié de la tête.

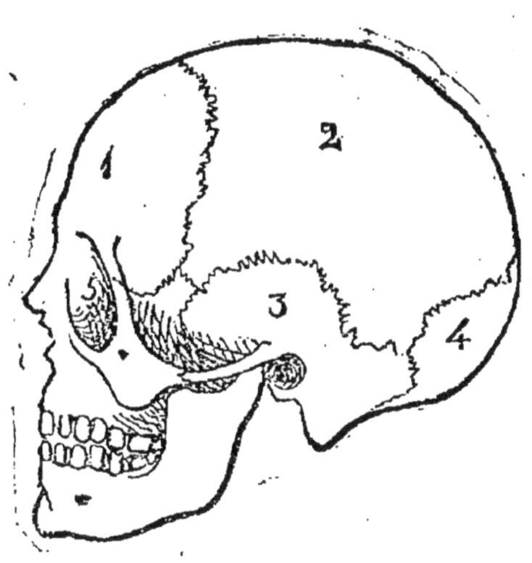

Ainsi : 1° l'os *frontal*, 2° les deux *pariétaux*, 3° les deux *temporaux*, 4° l'*occipital*, et 5° enfin, les parois qui forment la cavité des yeux et qui se nomment *orbites*. Le cerveau, s'appuyant contre ces os, leur fait prendre dans son développement une partie de la forme de ses éminences les plus prononcées. On peut donc, à l'inspection du crâne, reconnaître quelles sont les portions du cerveau qui ont pris le plus d'accroissement, on peut comparer les mêmes portions sur plusieurs individus, et établir enfin les rapprochements comme si on opérait sur le cerveau même.

Il paraît juste d'établir que plus un organe correspondant à une fonction acquiert de développement, plus la fonction qui s'y manifeste est elle-même plus énergique, plus complète.

Nous allons exposer en abrégé la marche que le docteur Gall a suivie dans la série d'expériences par lesquelles il a déterminé, dans le crâne, la localité ou le siége de chaque faculté.

On devra remarquer ici, en passant, que l'expérimentation du docteur Gall ne pouvait être limitée et que, par conséquent, comme il l'avoue lui-même, il y avait lieu de croire que d'autres feraient encore de nouvelles découvertes et trouveraient peut-être aussi occasion de modifier les résultats de quelques-unes de ses expériences.

Il ne sera pas sans intérêt pour nos lecteurs de connaître les circonstances des premières recherches que fit Gall dans la science phrénologique. Il raconte qu'étant encore au milieu de ses condisciples, sur lesquels il obtenait, en général, l'avantage dans les différentes épreuves, il se vit toutefois vaincu en ce qui touchait à la mémoire successivement par plusieurs d'entre eux, et il remarqua toujours chez ces derniers de grands yeux en saillie et souvent sans expression. La pensée lui vint alors que ce caractère physique pouvait bien être un signe particulier à ceux qui sont doués d'une grande mémoire. Il commença dès cette époque à recueillir les observations qui déjà le conduisaient à son insu vers la plus importante de ses œuvres, vers l'objet de presque tous ses travaux ultérieurs. Nous verrons à quel degré de certitude devait être rangée cette première découverte de Gall.

Après avoir, dans le cours de ses études, rassemblé les premiers éléments de sa science, après avoir recherché dans l'organisation intérieure tous les réseaux fonctionnant de concert avec les passions et les instincts, aussi bien chez les hommes que chez les animaux, le docteur Gall ordonna enfin les divers résultats de ses expériences. Il se conforma à la progression déterminée par la nature, en partant des qualités inférieures, celles qui ne sont pour ainsi dire qu'instinctives, animales et communes à tous les êtres doués de la vie. Ainsi, commençant par les facultés entièrement physiques, il passe à celles qui acquièrent de plus en plus le caractère de noblesse par lequel l'homme s'élève au-dessus de la brute, et il arrive à cette morale et sublime qualité qui transporte notre pensée vers la divinité et fait le fondement de la philosophie.

Nous allons donc examiner, en les rangeant suivant l'ordre établi par Gall, les vingt-sept facultés qu'il a considérées et qui sont marquées sur autant de portions distinctes du cerveau.

Le cerveau se composant de deux parties, pour ainsi dire entièrement symétriques, et séparées par la ligne médiane qui part de la racine du nez et se rend à l'occiput, on peut dire que chacun des organes est double, ceux même placés près de la ligne médiane se trouvent comme coupés en deux parties égales par cette ligne et séparés par la forte membrane qu'on appelle *faux de la dure-mère.*

1. Amour physique. — Instinct de la propagation.

Le cervelet est évidemment en relation directe avec les organes de la propagation, et les expériences viennent en foule à l'appui de cette assertion. Gall donnait ses soins à une jeune femme qui, dans ses accès de l'amour physique, ressentait une chaleur et une tension insupportables à la nuque. Apollonius de Rhodes dit en parlant de Médée : « Le feu qui la dévore s'attache à ses nerfs et se fait sentir jusque derrière la tête ; et c'est là que la douleur est la plus vive quand l'amour extrême s'empare de ses sens. »

Mais ce qui démontre que les proportions de cette partie de l'encéphale sont en rapport avec la puissance de l'instinct de la propagation, c'est d'abord leur graduation qu'on observe dans les différentes périodes de l'âge. Chez les enfants, bien que la tête soit d'un développement pour ainsi dire prématuré, le cervelet se fait à peine sentir, et chez les vieillards il diminue sensiblement. On remarque ensuite que chez les animaux qui ne s'accouplent pas cette partie du cerveau manque totalement, tandis que chez tous les autres elle est plus ou moins marquée ou par une portion particulière du prolongement de la moelle épinière, ou par un véritable cervelet chez les races les plus rapprochées de l'espèce humaine.

2. Amour des enfants. — Amour de la progéniture.

La femme, qui par tant d'instincts généreux, qui avec tant de dévouement, de sollicitude et d'amour se livre à tous les soins qu'exige l'enfance et la première éducation de l'être faible et délicat qu'elle a porté dans son sein, qui, à un bien plus haut degré que l'homme, est douée de toutes ces qualités dignes de notre admiration, porte aussi le caractère extérieur, le signe indubitable de sa tendresse maternelle. Ce signe est placé au-dessus de la partie occipitale et touche au cervelet. Vous remarquerez en effet dans la partie postérieure de la tête de presque toutes les femmes, un développement plus sensible que chez les hommes. Cet organe n'est pas essentiellement ni une suite, ni un appendice du précédent ; l'un existe sans que l'autre ait le même accroissement ; beaucoup de femmes ont toute la tendresse des mères sans avoir l'autre passion.

Vous pourriez faire à l'égard des animaux les remarques analogues.

3. Attachement amical, Amitié.

L'organe de l'amitié a son siége au-dessus de celui de l'amour des enfants, un peu en redescendant vers le temporal. C'est en quelque sorte au hasard que le docteur Gall dut la pensée de rechercher son existence. Il fut un jour prié de mouler la tête d'une dame dont la vertu la plus remarquable avait été celle de l'amitié, et la comparaison de ce crâne avec un grand nombre, appartenant également à des personnes douées de cette qualité, fixa sa détermination.

Bien que l'amitié ne soit point, comme

l'ont avancé quelques physiologistes, le résultat d'un calcul fondé sur l'intérêt ou l'égoïsme, elle n'en est pas moins un besoin presque indispensable et qui se fait sentir même chez les animaux. Elle est d'ailleurs une source intarissable de jouissances et de bonheur.

La femme a ici encore la prééminence sur l'homme. Aussi retrouverez-vous le plus souvent dans les têtes de femme l'organe dont il s'agit avec un développement bien plus rare chez les hommes.

4. Courage, Défense de soi-même, Amour des combats.

Voici, et c'est ce que vous pourrez peut-être nous dire plus d'une fois, un instinct qui doit souvent naître de circonstances particulières, d'une éducation plus ou moins propre à favoriser cette passion qui devient quelquefois si cruelle. Gall a prévu votre objection, et quand la faculté qu'il veut étudier peut ainsi trouver son mobile tout entier dans le libre arbitre de la volonté, il prend soin d'écarter toute cause d'erreur. Voyez comment procède l'infatigable physiologiste. Il attire chez lui des cochers, des commissionnaires, des hommes du peuple, tous ceux chez lesquels les instincts primitifs n'ont pas été modifiés par l'éducation. Il les régale, les amuse et finit par leur inspirer cette confiance franche et naïve qui a tant d'expansion chez les classes incultes. Bientôt Gall les interroge, se fait avouer les penchants, les passions, le caractère dominant. Il retient ceux qui recherchent les querelles, qui engagent à tout propos des rixes, des combats, ainsi que tous ceux qui les évitent avec timidité et une poltronnerie qui fait la risée des précédents. Il forme deux camps, et se met à palper les bosses de chaque tête. Il renouvelle les séances, prend ses notes, classe ses observations, et dans cette épreuve répétée, il trouve chez les premiers la paroi du temporal, immédiatement derrière l'oreille, fortement soulevée par le lobe correspondant du cerveau, tandis que le méplat le plus complet règne au même endroit sur la tête des poltrons. C'est donc, à n'en plus douter, le siége de l'instinct des combats.

Nous aurions encore à vous citer mille exemples que Gall chercha dans les mêmes contrastes sur des individus isolés et de différentes classes, sur des femmes même, qui, pour le bonheur de leur sexe, ne lui offrirent que des cas bien rares de la bosse développée.

5. Destruction, Instinct carnassier, Penchant au meurtre.

Gall crut d'abord qu'il devait se borner à faire connaître à ses auditeurs les signes de la cruauté chez les animaux, et c'est pendant qu'il comparait les têtes des frugivores et des carnassiers, que deux crânes humains, l'un d'un parricide et l'autre d'un voleur et assassin lui furent présentés. Ces crânes, très-différents sous les autres rapports, présentaient tous deux un signe particulier et identique qui n'était que celui de l'horrible instinct des deux hommes. Combien de fois Gall eut l'occasion dans la suite de confirmer cette découverte!

Tantôt c'est l'aide d'un apothicaire qui se fait donner l'emploi de bourreau, ou un riche hollandais payant les bouchers afin qu'ils lui procurent le plaisir d'abattre les bœufs ; tantôt c'est un prêtre qui demande la place d'aumônier d'un régiment en temps de guerre, qui correspond avec les bourreaux afin d'être averti des exécutions pour jouir du spectacle des supplices, qui nourrit des familles d'animaux et se plaît à détruire les petits, qui se charge d'égorger les volailles pour sa cuisine, etc. On sait quel était l'amour du meurtre chez le comte de Charollois, frère du duc de Bourbon-Condé, du temps de Louis XV. Les débauches de ce prince furent souvent ensanglantées ; et il prenait plaisir, dit-on, à tirer sur les couvreurs pour les voir précipiter du haut des toits.

Cet instinct est allé plus d'une fois jusqu'aux actes d'anthropophagie.

C'est immédiatement au-dessus de l'oreille, au milieu de l'os temporal que se remarque le développement plus ou moins prononcé de l'organe de la destruction.

Caligula, Néron, Scylla, Septime-Sévère, Charles IX, Richard-Cœur-de-lion, Philippe II, roi d'Espagne, Marie, reine d'Angleterre, Catherine de Médicis, Ravaillac, l'évêque Bonnet qui fit périr en quatre ans plus de 200 personnes dans les flammes, etc., ont tous porté le signe caractéristique de la cruauté.

6. Ruse, Finesse.

Les premières observations de Gall relatives à l'organe de la ruse remontent jusqu'au temps de ses études dans sa jeunesse. Il raconte lui-même que deux de ses condisciples, qui se distinguaient par leurs finesses, et leurs ruses, avaient une tête d'une forme remarquable et offraient un très-grand développement au-dessus des tempes. L'un était d'ailleurs doué de belles qualités ; mais l'autre était fourbe, perfide et parjure. Plus tard, il répéta les mêmes observations. Il cite entre autres un médecin de Vienne d'un grand mérite, mais méprisé à cause de ses fourberies. Ce médecin avouait lui-même que son plus grand plaisir était de faire des dupes.

Il détermina ainsi, à la suite de ses expériences, le siége de l'organe de la ruse. Il le trouva placé au-dessus de celui du meurtre et un peu en avant. Il présente une proéminence allongée et se terminant à peu près à un pouce de l'arc supérieur ciliaire. Quand l'organe du meurtre est très-développé, on pourrait le confondre avec lui, et il faut observer attentivement que le signe de la ruse est toujours supérieur et s'avance vers les tempes.

7. Amour de la propriété, Penchant au vol.

Gall détermina le siége de l'organe du vol en même temps que celui de l'amour des combats. Parmi les hommes qu'il avait assemblés, plusieurs étaient souvent accusés par les autres de commettre ce qu'ils appelaient des *chiperies*, et alors il se mit à faire à ce sujet des observations physiologiques. La comparaison du crâne des *chipeurs* de profession avec celui des hommes probes et honnêtes lui fit découvrir une petite proéminence allongée, s'étendant depuis l'organe de la ruse, presque jusqu'au bord interne de l'arcade supérieure de l'orbite, et ce signe lui parut être celui du penchant au vol. Pendant le temps que Gall fut médecin des Sourds-muets, il répéta souvent ses expériences sur la tête des enfants dans cet hospice, et toutes les fois qu'il visita ceux portés au vol, il retrouva la présence de l'organe dont nous avons parlé.

8. Fierté, Indépendance, Orgueil, Amour de l'autorité.

Un mendiant se présente un jour chez le docteur Gall, et lui inspire, par sa contenance peu en rapport avec sa position, l'idée de le questionner. Il songeait dans ce même moment aux causes, qui, indépendamment d'une véritable incapacité , de l'adversité ou des coups du hasard, peuvent cependant réduire un homme à la mendicité ; et ces causes lui apparaissaient venir de l'imprévoyance et de la légèreté. Il apprend que cet homme est le fils d'un riche négociant dont il a hérité ;

mais il a dissipé sa fortune, et c'est l'orgueil qui l'a conduit à la misère. Il n'a jamais voulu s'abaisser à gérer ses affaires et à travailler, il ne pourrait même, dans le dernier état où il se trouve, subir l'autorité de personne. Il permet à Gall de mouler sa tête. Une proéminence, que le docteur n'avait pas encore eu occasion de remarquer, paraît très-sensiblement un peu au-dessous et derrière le sommet de la tête, elle ne peut être produite que par un développement du cerveau en cet endroit; rien d'ailleurs n'est extraordinaire dans le reste du crâne, seulement il est peu développé.

Telle fut la première donnée sur l'existence de l'organe pour le sentiment de l'orgueil, de la fierté, de l'indépendance. Un grand nombre de vérifications vinrent ensuite confirmer cette opinion, de même qu'elles donnèrent lieu à la découverte de l'organe suivant.

9. Vanité, Ambition, Amour de la gloire.

Gall, avec une ardeur infatigable, continuait

ses investigations dans l'hospice des aliénés à Paris. Un jour, en s'occupant de vérifier sa découverte des signes de l'orgueil, il rencontra une femme qui s'imaginait être reine de France. Il s'attendait à trouver sur son crâne l'organe de ce défaut développé au plus haut degré, et son désappointement fut grand lorsqu'il rencontra un enfoncement sensible; mais il ne tarda pas de remarquer de chaque côté de cet endroit une proéminence très-apparente, et avec sa sagacité habituelle il reconnut bientôt que le genre d'aliénation de cette femme différait de celui où dominait l'orgueil. Ce n'était pas cette arrogance, ce ton impérieux de la fierté, mais une vanité qui se réduisait au babil et à des prétentions sans consistance. Il jugea dès lors que c'était une autre passion qui agissait en cette occasion, et il conclut que la vanité avait aussi son siége particulier dans le cerveau, et que cet organe se présentait sous une forme double située sur les pariétaux, à un tiers environ de la distance comprise entre la suture pariétale et la suture temporale, à côté de l'organe de la fierté. Plusieurs autres fous lui offrirent bientôt la preuve de cette vérité.

10. Circonspection, Prévoyance.

Ce fut encore dans une circonstance fortuite, pendant son séjour à Vienne, que Gall trouva l'occasion de découvrir l'existence d'un organe pour la circonspection. Il connut dans cette ville un prélat qui, bien que jouissant d'une réputation méritée d'homme d'esprit et de sens, mettait dans ses conversations, dans ses moindres actes, tant de précautions et de détours qu'il se rendait pour ainsi dire insupportable. Ce personnage se trouvait, comme par une cause favorable à son caractère, en relation de service avec un conseiller de la Régence auquel avait été donné le sobriquet *Caeadubio* ou *l'homme à irrésolutions*. Gall les ayant rencontrés tous deux placés côte à côte dans une de ces cérémonies d'écoles publiques auxquelles leurs titres les appelaient, se mit derrière eux et de manière qu'il pût à son aise examiner de près leur crâne presque chauve. Toutes dissemblables qu'étaient ces deux têtes dans leur conformation générale, il n'en remarqua pas moins une partie identiquement pareille ; toutes deux étaient très-larges vers le sommet de chaque côté de la portion postérieure de chaque pariétal. Ces deux éminences, que Gall reconnut ensuite dans un grand nombre d'autres occasions aussi concluantes, durent être regardées comme le siége de l'organe dont il est question.

Chez les hommes légers, étourdis, téméraires, on remarque l'absence de cette protubérance et presque toujours une conformation opposée.

Remarque. Le docteur Gall, dans la comparaison du crâne humain avec celui des animaux, établit qu'il y aurait une sorte d'assimilation entre l'homme et la brute, si les dix organes précédents, qui sont communs aux uns et aux autres, n'étaient accompagnés d'un nouvel ordre de facultés chez l'homme. Ce sont ces nouvelles facultés que nous allons examiner, et qui ont leur siége dans les parties antérieures du cerveau jusqu'au sommet de la tête.

11. Mémoire des faits, Éducabilité, Perfectibilité.

Selon la première pensée de Gall, un seul organe devait représenter la mémoire considérée généralement et applicable aux diverses facultés de celle-ci. Mais se souvenant que parmi ses anciens condisciples les uns avaient la mémoire des lieux, les autres des faits, que plusieurs retenaient bien les mots, la musique, etc., sans qu'aucun réunît ces facultés à la fois, il fut conduit à chercher s'il n'existait pas un organe distinct et particulier pour chaque genre de mémoire. Cependant ne semblerait-il pas que ces diverses facultés dussent toutes tirer leur origine d'une faculté fondamentale et unique? Si le fait ne vérifie pas entièrement cette prévision, du moins annonce-t-il que plusieurs espèces de mémoire, marquées par de grandes analogies, siègent dans un organe commun. C'est ainsi que la mémoire des chiffres, des dates se confond avec celle du calcul en général. Vous ne devrez donc pas vous étonner de rencontrer sous le même titre, dans ce cas plutôt encore que partout ailleurs, différentes facultés dérivées les unes des autres.

Le docteur Gall fit d'abord cette remarque, que ceux doués de la mémoire des choses ou des faits étaient généralement capables d'embrasser diverses branches des connaissances humaines et saisissaient toutes les occasions d'apporter quelque perfectionnement dans ce qu'ils entreprenaient. Il confondit donc dans le même organe *la mémoire des faits, l'éducabilité* et *la perfectibilité*. Cette faculté multiple siège dans la partie antérieure de la base du front. Gall montrait dans ses cours le crâne d'un médecin qui avait joué un rôle brillant par la grande variété de ses connaissances. Cet homme d'une intelligence surprenante embrassait avec une sorte d'enthousiasme tout système nouveau et se jetait souvent avec témérité dans les différentes doctrines d'innovation. La partie indiquée était très-saillante dans sa tête, mais le frontal fuyait ensuite en arrière sans élévation. Chez les idiots et les races d'hommes qui ne peuvent ni modifier leurs mœurs ni leur manière de penser, le front fuit immédiatement au-dessus des orbites des yeux ; tels sont les Hottentots, les Caraïbes, etc., peuples réduits comme irrévocablement à l'esclavage et aux mœurs les plus grossières.

Vous remarquerez avec plaisir que cette proéminence est fortement accusée chez les enfants qui se trouvent en effet dans la condition heureuse de recueillir les diverses sensations par lesquelles ils s'initient à la vie.

12. Mémoire des lieux, Sens des rapports dans l'espace.

La première pensée de la découverte de cette faculté remonte encore à la jeunesse de Gall. Son goût pour l'histoire naturelle le portait à faire la chasse aux oiseaux, à leur tendre des piéges et à chercher leurs nids. Mais il ne pouvait jamais, malgré les remarques qu'il faisait, retrouver les piéges qu'il avait tendus ou les nids dont il avait attendu l'âge des petits qui y étaient. Il avait recours à un de ses condisciples, assez borné du reste, mais qui, sans le moindre effort de réflexion, retrouvait tous les sentiers, tous les arbres les uns après les autres. Il fit mouler la tête de ce jeune homme par provision pour ses recherches futures. Dans la suite il fit également le moule du peintre Schunberger, dont la mémoire était telle qu'avec un léger croquis d'un site très-compliqué, il retrouvait, en faisant le tableau dans l'atelier, la place, la forme de chaque arbre ou de chaque pierre, en quelque sorte. Il moula un troisième buste, celui d'un homme de lettres qui avait au plus haut degré cette passion de courir et de voyager, et se rappelait toutes les circonstances physiques des localités visitées. Ces trois bustes furent l'objet des comparaisons les plus attentives, et bien qu'ils différassent sous beaucoup de rapports, il ne fut pas moins constant que tous trois avaient un signe commun, placé au-dessus des yeux, immédiatement près de l'organe de l'éducabilité. Ces têtes offraient toutes trois deux grandes proéminences, commençant au côté externe de la racine du nez et qui s'élevaient obliquement en s'écartant de chaque côté de la ligne médiane jusqu'au milieu du front.

A cet organe semblent se joindre ceux de l'amour des voyages, de l'amour de l'ordre, etc. Les expériences pour découvrir si ces nouvelles facultés ont un siége particulier sont très-difficiles à cause de l'exiguité de l'espace sur la partie frontale où se développent beaucoup de qualités.

13. FORMES. — MÉMOIRE DES PERSONNES, SENS DES PERSONNES.

Vous avez remarqué souvent des personnes qui jouissaient de la plus grande facilité de reconnaître les figures, les objets qui à peine leur ont apparu. Gall n'avait pas manqué de faire cette observation, lui qui, étant privé de cette faculté, avait souvent éprouvé du désagrément dans ses relations et dans des réunions. Aussi eut-il la conviction qu'un organe particulier devait lui appartenir dans le cerveau. Bien des recherches cependant lui furent nécessaires avant d'établir d'une manière positive le siége de cette faculté. Ce fut dans l'œil qu'enfin il se manifesta. Nous citerons parmi ses nombreuses observations celles qu'il fit sur la grande dimension des yeux, en général, chez les plus fameux peintres de portraits. Cette forme développée de l'œil provient, on le conçoit, de la paroi de l'orbite qui, poussée en avant par le cerveau en cet endroit, transporte les organes de la vue plus au dehors de leur cavité. Celle-ci, qui est conique, offrant plus de largeur à son entrée, l'œil peut acquérir un plus grand développement.

14. Mémoire des mots, Sens des noms.

Écoutons Gall lui-même, qui rapporte comment dans sa jeunesse il eut occasion de rechercher l'organe de la mémoire des mots. « A l'âge de neuf ans, dit-il, je fus envoyé par mon père chez un oncle, curé d'un village dans la Forêt-Noire, afin de commencer mes études sous sa direction. Pour exciter mon émulation celui-ci me donna un condisciple; et bien souvent je dus essuyer des reproches, parce que j'étais loin de réciter de mémoire aussi bien que lui. Nous fûmes envoyés à Bade pour continuer nos études dans une institution, et là encore je fus souvent inférieur dans la récitation à plusieurs de mes camarades que je surpassais dans toute autre épreuve. Deux surtout se distinguaient par une mémoire prodigieuse, et leurs yeux, comme chez mon condisciple de la Forêt-Noire, sortaient à fleur de tête et leur firent donner le sobriquet de *yeux de bœuf*. Trois ans après, à Bruchsal, je rencontrai encore parmi mes compétiteurs quelques jeunes écoliers à *yeux de bœuf* qui l'emportaient également sur moi par leur grande mémoire. A Strasbourg, j'eus occasion de faire la même remarque, et je conclus, sans songer encore à mes travaux futurs, que la mémoire était indiquée par les yeux. Je dois avouer cependant que ce fut, peut-être, à cette découverte que je dus la direction de mes études de phrénologie. Mais pourquoi faut-il qu'à cette première observation se joigne une incertitude que j'ai pu détruire partout ailleurs? »

Gall, en effet, a dû se contenter de rassembler les faits sans pouvoir déterminer le siége véritable de cette faculté, qui, nous n'en pouvons douter, résulte du développement d'une partie du cerveau appuyée contre les orbites, et qui ne doit pas être confondue avec les précédentes.

15. Langage, Talent de la philologie.

C'est encore par la forme extérieure de l'œil que Gall a reconnu l'existence et l'état de ce nouvel organe. Quand la partie antérieure de la voûte de l'orbite est poussée par le cerveau, l'œil est lui même comprimé sur le bord inférieur de l'orbite et il devient saillant; mais en même temps il oblige la paupière inférieure à se dilater. On remarque alors le plus souvent une sorte de boursouflure ou poche à la base. Tels sont les caractères externes recueillis par le docteur allemand sur une longue série de portraits, sur beaucoup de personnages vivants et historiques; toujours ils furent vérifiés. Tous ceux qui présentaient ces particularités avaient la plus grande aptitude pour les langues et pour la littérature. Il cite entre autres Pic de la Mirandole, Milton, Rabelais, Rollin, Crébillon, etc.

Nous devons faire observer que quelquefois on se laisse tromper au premier examen de cet organe, quand l'arcade supérieure de l'orbite et l'origine du front avancent fortement, la saillie de l'œil n'est plus alors aussi apparente.

16. Coloris, Sens des rapports des couleurs, Talent de la peinture.

Il s'agit ici, bien entendu, de la faculté de saisir l'harmonie des couleurs, les rapports dans la répartition des teintes dans l'art de peindre. Le sens des couleurs ne tient évidemment que de l'organisation de l'œil, ce qui est loin de remplacer le génie du clair-obscur. C'est toujours par la même voie que procède Gall dans la recherche des organes qui lui apparaissent. Il visite toutes les personnes dont il apprend le talent pour le coloris, et c'est à la partie frontale située immédiatement au-dessus du milieu de l'œil que se présente toujours une petite proéminence, et l'arcade sourcilière participe de ce soulèvement du frontal. Gall a comparé la disposition de cette partie de la tête chez les grands coloristes, tel que le Titien, le Corrège, Rubens, Vandick, Rembrandt, le Tintoret, etc., avec d'autres grands peintres, mais non grands coloristes, tels que Raphaël, Michel-Ange, Lebrun, Lesueur, etc., et il a rencontré dans les premiers toujours l'arcade surciliaire fortement relevée dans son milieu et chez les derniers avec une direction presque horizontale; il est pour ainsi dire déprimé, aplati.

Les Chinois portent en général le signe du coloris, et s'ils n'ont pas jusqu'alors fourni de grands peintres, ils ont donné des preuves que les couleurs chez eux ont un empire prodigieux sur leurs facultés.

17. Mélodie, Tons, Sens des Tons, talent de la musique.

Après avoir réfuté l'opinion de la plupart des physiologistes et des musiciens qui attribuent à l'oreille la faculté de sentir les accords et de les apprécier, Gall rejette également l'idée que le gosier est le siége de l'harmonie sous le point de vue physiologique. Ce sont l'un et l'autre seulement des instruments dont la perfection et la disposition physiques apportent plus ou moins de succès dans l'exécution des fonctions de l'harmonie. Gall reconnaît, et cela d'ailleurs est mis en évidence par de nombreuses expériences, que les organes du chant sont en rapport direct avec ceux de la génération ; la perte de ceux-ci entraîne toujours une altération dans la voix, chez les animaux comme chez les hommes.

La découverte de l'organe de la mélodie est due à la circonstance suivante. On fit venir un jour le docteur afin qu'il vît une jeune demoiselle de cinq ans qui étonnait par sa mémoire prodigieuse pour retenir les airs de musique. Gall ne trouvant aucun signe dans ses yeux qui annonçât cette mémoire, voyait déjà sa doctrine mise en doute par ses amis présents, (car il devait en quelque sorte sortir toujours victorieux de toutes les épreuves). Il n'avait alors établi encore aucune distinction dans les divers genres de mémoire, et ce fut pour lui une occasion heureuse de commencer cette importante recherche. Il demanda donc si la jeune personne avait la même facilité pour retenir toute autre chose que la musique ; comme on lui répondit qu'elle n'avait de la mémoire que pour cette spécialité, il annonça dès ce moment qu'il espérait trouver un organe particulier pour cette faculté. Bientôt, à la suite d'une série d'observations sur la tête d'un grand nombre de personnes douées d'une mémoire prodigieuse et variée, après en avoir fait la comparaison avec la conformation de celles qui avaient le talent de la musique, après avoir en même temps remarqué que les grands musiciens et les compositeurs distingués jouissent toujours au plus haut degré de la faculté de retenir les tons, après avoir enfin rassemblé des crânes soit moulés, soit naturels, les uns de musiciens, les autres d'hommes ennemis de la musique, Gall put fixer dans la partie latérale de la tête, à la suite du front, dans la masse subjacente du cerveau, une proéminence bien caractérisée, et dès lors le siége de la mélodie fut déterminé. Cette protubérance, comme on le pense bien, était absente chez ceux qui manifestaient de l'antipathie pour la musique.

18. Nombres, Sens des rapports des nombres.

L'organe qui se rapporte au calcul paraît être en même temps celui de la science des mathématiques en général, bien que l'aptitude pour les nombres ne soit pas liée à l'aptitude pour les raisonnements et les inductions mathématiques. Gall recueillit pour la première les indices de cet organe sur le crâne de deux enfants dont l'un faisait, sans rien écrire, des opérations d'arithmétique où se combinaient de très-grands nombres, et l'autre était porté irrésistiblement à tout ce qui était calcul et mathématique. Une saillie ronde se faisait remarquer aux angles externes des yeux dans la direction de la tempe; l'œil était en quelque sorte recouvert à cet angle par la paupière que comprimait la saillie. Il joignit à cette découverte les remarques que lui fournirent dans les écoles les têtes d'enfants qui montraient également de grandes dispositions pour les sciences exactes et, pour les preuves par opposition, celles des enfants qui n'étaient capables d'aucun succès dans ces sciences. Les bustes des grands mathématiciens achevèrent d'établir la conviction du docteur Gall.

19. Mécanique, Sens de la mécanique, de la construction, de l'architecture.

De son regard pénétrant et juste, Gall remarque d'abord une certaine ressemblance entre les têtes des mécaniciens et des architectes distingués. Bien que la forme générale soit, comme dans tous les cas, souvent très-différente, il arrive bientôt à la découverte qu'une ressemblance invariable existe dans la partie temporale, qui présente presque autant de saillie que les pommettes des joues. C'est en ce lieu de la tête qu'il trouve, en effet, l'organe de la mécanique.

Remarque. Nous avons fait observer déjà que les dix premiers organes constituaient une similitude frappante entre l'homme et les animaux (voyez page 34). Les neuf organes que nous venons d'examiner ont encore une trace d'existence plus ou moins prononcée chez ces derniers, et nous pouvons aussi remarquer que parmi eux certains instincts présentent une frappante analogie avec ces neuf facultés. Mais il faut convenir qu'à partir de ce point l'homme s'élève bien au-dessus de la brute. Il ne nous reste plus qu'à chercher le siége de ces facultés intellectuelles et morales, qui sont essentiellement le partage de l'homme.

20. Esprit comparatif, Sagacité comparative.

Gall s'entretenait souvent pendant son séjour en Allemagne avec un homme doué d'un esprit vif et juste qui, dans ses discours, empruntait toujours à la comparaison les preuves de la vérité. Cette manière de s'exprimer tenait évidemment à un trait caractéristique de l'esprit, et le savant observateur ne manqua pas d'en faire le sujet de ses réflexions. Guidé par l'ordre de ces mêmes divisions des organes du cerveau dont nous parlions précédemment, son œil dut s'arrêter sur la partie antérieure et supérieure de la tête. Une protubérance allongée s'élevait en cône, à partir de l'éducabilité, vers le milieu du front, et allait ainsi en s'élargissant. Il fallait réunir d'autres observations à l'appui de celle que venait de faire Gall. Non-seulement les occasions de rencontrer des hommes d'un esprit semblable ne lui manquèrent pas, mais il put mettre dans sa collection deux crânes qui avaient appartenu à deux Jésuites prédicateurs et remarquables surtout par leur talent dans la comparaison et l'apologue. Il eut ainsi tous les moyens de reconnaître l'exactitude de sa première découverte.

21. Recherches des causes, Esprit métaphysique, Profondeur d'esprit.

Depuis longtemps Gall avait remarqué, mais sans y arrêter son attention d'une manière particulière, un grand développement de la partie moyenne du front chez les hommes d'un esprit élevé et philosophique. Plus tard il examina de près les têtes de Socrate, Démocrite, Cicéron, Bacon, Montaigne, Galilée, Labruyère, Leibnitz, Condillac, Diderot, etc. Dans ses voyages il put se procurer la tête moulée de Kent, le philosophe et le métaphysicien le plus célèbre de l'Allemagne. De toutes ces recherches il résulta que l'organe dont il s'agit se trouve à côté de l'organe de comparaison, et semble en être souvent le développement à droite et à gauche.

22. Esprit de saillies, Esprit caustique.

Cet organe est situé à côté du précédent et un peu au-dessous, dans la direction des temporaux. Il présente en général une sorte de calotte sphérique. C'est dans l'examen des crânes des hommes principalement célèbres par ce genre d'esprit que le docteur Gall en fit la découverte. Il se rencontre d'une manière prononcée sur les têtes de Voltaire, de Sterne, de Piron, etc.

23. Poésie, Talent poétique.

La poésie est un don de la nature; qui n'est pas né poète, ne le sera jamais, telle est l'opinion reçue communément. Si le cerveau ne nous offrait pas un organe pour la poésie, que nous rangeons avant toutes les autres au nombre des facultés innées, ne serions-nous pas en droit de mettre en doute la science de Gall? Celui-ci cependant, sous l'influence de la susceptibilité que fait naître cette opinion chez la plupart des poètes, négligea longtemps la recherche de cet organe, il préférait attribuer à l'action simultanée de plusieurs facultés le degré d'élévation de la faculté poétique. Mais l'évidence l'obligea de renoncer à cette considération, il lui fallut reconnaître ce que la réalité plaçait sous ses yeux.

Est-il nécessaire ici de vous avertir que la

poésie n'est pas l'art de composer des vers, mais qu'elle réside dans la profondeur du sentiment, dans la richesse de la pensée et de l'imagination, ornée des charmes et des tours ingénieux de l'expression? aussi plus d'un versificateur ne doit pas pour cela se regarder comme poète, et plus d'un écrivain, qui ne traduit ses pensées que par la prose, est un véritable poète.

Gall raconte qu'il remarqua la première fois l'existence de l'organe poétique sur la tête d'un de ses amis doué d'un rare talent d'improvisation. Le front, à partir du nez, s'élevait d'abord verticalement, puis fuyant tout-à-coup, présentait sur les deux faces latérales une saillie allongée, qui ressemblait en quelque sorte à une côte appliquée au crâne. Il retrouva la même particularité dans la tête que l'Antiquité nous a laissée comme portrait d'Ovide. Si cette forme n'est pas toujours identique chez tous les poètes, du moins les deux saillies allongées s'y rencontrent-elles sans exception. Gall eut le plaisir de la constater sur une collection de bustes qu'un riche amateur de Vienne l'invita à venir visiter avec son collaborateur Spurzheim. A Paris, il eut occasion d'ouvrir le crâne de Delille, et il constata avec son ami, devant un grand nombre de spectateurs, les organes de la poésie sensiblement développés.

Les portraits des grands poètes que nous a légués l'art des Anciens offrent les signes évidents du génie poétique. Ces portraits ne seraient-ils que des productions idéales, qu'ils n'en seraient pas moins une preuve de la vérité de la science phrénologique. Ces savants artistes, en effet, avaient, dans leurs profondes études de la nature, découvert les formes vraies, les expressions exactes des êtres et des qualités morales qu'ils représentaient.

24. Bonté, Bienveillance, Douceur, Compassion, Sensibilité, Sens moral, Conscience.

Un ami proposa un jour au docteur Gall d'examiner la tête de son domestique, véritable modèle de bonté et de bonhomie. Le docteur n'avait pas encore, à cette époque, songé à la recherche de cette qualité, qu'il regardait d'ailleurs comme très-complexe, et répandue diversement chez les hommes et les animaux. Nous devrions peut-être même demander à Gall pourquoi elle ne se trouve pas rangée parmi celles qui sont communes aux hommes et à certaines races d'animaux? cependant cette objection ne peut avoir qu'une faible portée; car il n'est pas invraisemblable que l'organe existe isolément chez les derniers avec toute l'analogie des autres organes.

Un autre jeune homme d'une famille pauvre offrit encore à Gall un exemple de ces caractères de bienveillance et de la plus grande bonté. Puis, enfin, un troisième se présenta, et ces trois têtes furent moulées, afin que les détails pussent subir un examen plus minutieux. Toutes trois avaient une forme générale très-différente, mais présentaient sur la partie supérieure de l'os frontal une proéminence sphérique, qui devait être le siége de la faculté dont il s'agissait. D'autres preuves recueillies dans les écoles, les familles, et sur un grand nombre de personnes complétèrent la conviction de Gall à tel point qu'il avouait n'avoir pour aucune autre découverte ressenti plus de satisfaction.

25. IMITATIVITÉ, FACULTÉ D'IMITER, MIMIQUE.

Dans une conversation sur la physiologie, une personne demanda à Gall de lui palper le crâne qui, selon elle, avait une forme particulière. En effet, le docteur, en posant la main sur le sommet de la tête, sentit une proéminence considérable et de chaque côté, vers la partie postérieure, deux sillons assez profonds se dirigeaient vers les oreilles. A cette époque déjà bien des travaux étaient terminés; Gall propageait en France sa doctrine, reçue par les uns avec enthousiasme, par les autres avec un dédain qui accusait l'indifférence ou le manque d'examen de leur part. Cependant l'organe de l'imitativité qui apparaissait si visiblement ici lui était encore inconnu; car, nous devons le dire, le personnage dont il s'agit était un véritable mime, d'une adresse surprenante. Le docteur court aussitôt à l'Institut des Sourds-Muets, où venait d'être admis un jeune pensionnaire, nommé Casteigner, qui s'était fait, dès le premier jour, une sorte de réputation par son art à tout imiter. Dans une petite pièce jouée par les élèves le mardi-gras, il représenta à s'y méprendre les faits et gestes du directeur, de l'inspecteur, du médecin, et surtout de quelques femmes employées dans la maison. Gall retrouva la même saillie que sur la tête de la première personne, et il ne douta plus, dès ce moment, que l'art mimique eût aussi son organe dans le cerveau. Il suivit, pour justifier cette pensée, la marche habituelle ; il recueillit des observations dans les écoles, les familles, les lieux publics et principalement parmi les acteurs de différents théâtres. Il eut l'avantage de se procurer le crâne du poète et comédien Jünger, et il le choisissait souvent pour pièce de conviction dans ses cours.

26. Vénération, Dieu et la religion.

L'esprit religieux est-il le résultat d'une tendance innée ou le produit de l'éducation, de certains sentiments de terreur et d'admiration? Telles seraient les questions qu'on voudrait peut-être résoudre avant de rechercher s'il existe un organe pour cette faculté morale. Mais on comprendra sans peine pourquoi nous nous abstiendrons d'entrer ici dans une discussion d'une métaphysique si élevée, dans laquelle tant de philosophes ont en vain épuisé tour à tour leurs méditations les plus profondes comme leurs plus subtiles argumentations. Quelle que soit d'ailleurs l'opinion à laquelle on doive s'arrêter, il faut convenir que l'organe préexiste; et les effets de l'éducation peuvent néanmoins apporter ici encore toute leur influence.

Parmi les dix enfants, dont se composait la famille à laquelle appartenait Gall, se trouvait un frère irrésistiblement porté à la dévotion, passant ses journées à faire des ornements d'Église avec les objets de commerce de la maison de son père, allant prier sans cesse près des autels, ne songeant enfin qu'aux actes d'une piété outrée. Cependant on le destinait au commerce, et sa vocation se trouvait ainsi contrariée. A 23 ans il s'enfuit et se fit ermite. Gall, par ses instances et ses prières, décida son père à le rappeler pour lui permettre de faire ses études et d'embrasser l'état ecclésiastique. Cinq années plus tard ce frère était prêtre, et prêtre presque fanatique. Le docteur, dans le cours de ses travaux, se rappelant toutes ces particularités, ne manqua pas de supposer qu'il y eût un organe pour le penchant religieux. Les occasions pour le découvrir ne lui firent pas défaut, et la région du crâne où il devait le rencontrer se trouve indiquée d'avance par le rang qu'occupe au-dessus de tous les instincts de la brute cette faculté morale. Dans les églises il rechercha les hommes les plus pieux, et dont le plus souvent la tête chauve lui laissait voir aisément les détails de formes. Les couvents surtout lui fournirent les moyens de faire des comparaisons décisives. Il put, en effet, établir les différences entre les têtes de ceux exclusivement occupés d'actes pieux et celles des moines chargés des travaux de l'administration. Il parvint ainsi à déterminer comme organe de la vénération, vers la partie supérieure de l'os frontal, au sommet du crâne, une saillie presque toujours de forme conique.

27. Fermeté, Constance, Persévérance, Opiniatreté.

Ne conviendrait-il pas de considérer, à part des instincts et des facultés, cette manière d'être que nous appelons la fermeté ou l'opiniâtreté? N'est-ce pas, comme le dit Gall, ce qui constitue le caractère de chaque individu? On est ferme dans un penchant, une faculté morale quelconque. Celui qui n'a aucune fermeté est versatile, quel que soit d'ailleurs aussi le genre des facultés de son esprit. Celle-ci semble donc un agent, apportant son influence dans l'activité de chacun des autres organes. Gall et Spurzheim, souvent réunis dans leurs recherches, firent des épreuves, d'une part, sur des voleurs, des assassins qui montraient une opiniâtreté, une constance inébranlable dans l'accomplissement et le renouvellement de leurs crimes, d'autre part sur les crânes des hommes dont la fermeté, la persévérance relevait le prix de leurs vertus et de la plus honorable carrière.

L'organe fut trouvé aux angles supérieurs des pariétaux, à leur jonction avec l'os frontal.

Telle fut la limite à laquelle demeurèrent les recherches du docteur Gall, et si, depuis, plusieurs phrénologistes ont ajouté quelques découvertes aux siennes, ont établi quelques modifications à ses divisions, il faut convenir qu'à lui seul appartient l'honneur d'avoir donné le jour à cette science nouvelle. Parmi les connaissances humaines il n'en est peut-être pas une, qui en sortant de son berceau, se soit trouvée aussi grande, aussi étendue, revêtissant ainsi les formes de la maturité et de la certitude.

Entre les différents continuateurs de Gall nous mettrons au premier rang Spurzheim et Combe, et nous indiquerons ce qu'il y a de plus important dans les travaux de ces deux savants.

SYSTÈME DE SPURZHEIM.

Nous avons déjà dit que Spurzheim fut un des premiers et des plus ardents auditeurs du docteur Gall, dont il suivit les leçons avec avidité depuis 1800 jusqu'en 1804. Dès ce moment il fut jugé digne de partager l'amitié et les travaux de son maître. Tous deux se prêtèrent leur mutuelle intelligence, leurs idées et leur zèle infatigable pendant près de dix années. Mais il survint en 1813 un sujet de désunion, et Spurzheim, en se séparant du docteur Gall, allait propager en son nom chez plusieurs nations du globe la science qu'il avait adoptée et dont il reculait les limites par de nouvelles conceptions philosophiques. Il parcourut successivement l'Ecosse, l'Irlande, l'Amérique, établissant partout les fondements de sociétés de Phrénologistes.

Spurzheim s'attacha à reconnaître les agents primitifs qui peuvent modifier les organes, il fit souvent l'analyse où Gall avait employé la synthèse, *et vice versâ*. Il chercha à faire mieux distinguer les facultés intellectuelles et morales qui appartiennent à l'homme, il sépara les organes des facultés affectives de ceux des facultés purement intellectuelles, il aperçut certaines combinaisons desquelles devaient naître de nouvelles facultés et que Gall plus d'une fois avait lui-même pressenties. Non seulement il augmenta le nombre des facultés représentées par les organes cérébraux, il eut soin d'établir aussi une échelle où l'ordre gradué des facultés se présente mieux sous le point de vue philosophique. Il partagea donc d'abord, comme nous l'avons dit, toutes les facultés en *facultés affectives* et en *facultés intellectuelles*. Les premières renfermèrent les *penchants* et les *sentiments ;* les secondes, les *facultés sensitives,* les *facultés perceptives* et les *facultés réflectives*. Parmi tous les organes, les uns, selon lui, ont été fixés par des preuves et des expériences certaines, et c'est le plus grand nombre ; les autres sont restés dans le domaine des probabilités, et enfin quelques uns ont dû être regardés comme incertains.

Spurzheim a, plus que le docteur Gall, cherché à démontrer l'existence nécessaire de chacune des facultés, à en découvrir le but, à manifester les abus et les résultats de leur absence.

Nous donnons plus loin l'énumération des facultés déterminées par Spurzheim, accompagnée du système de Combe, en regard de la nomenclature de celles découvertes par Gall.

Spurzheim a publié, en 1832, un petit ouvrage en français destiné à faire connaître ses principaux travaux.

—

SYSTÈME DE COMBE.

Le docteur Gall, qui n'avait reçu en Angleterre qu'un accueil froid et stérile, devait être loin de penser que quelques années plus tard cette terre, hostile en quelque sorte à ses idées, deviendrait presque le centre le plus ardent des lumières que faisait jaillir la science dont il était le créateur. Aujourd'hui, en effet, plus que partout ailleurs, les physiologistes, les savants de l'Angleterre et de l'Écosse accordent leur attention aux études de la phrénologie. Combe est un de ceux qui s'y sont attachés avec le plus d'empressement, et la Société phrénologique d'Édimbourg, dont il a été président, lui est redevable d'utiles et importantes additions.

Georges Combe a suivi, en général, la même division des organes et les mêmes moyens de recherches que Spurzheim. Il a, dans certaines occasions, montré, plus que ses devanciers, une grande pénétration philosophique.

Le tableau des divisions admises par Combe, que nous donnons ci-après, suffira pour compléter les notions que nous avons à exposer dans cet abrégé de la science phrénologique.

SYSTÊME DE GALL.

Instincts ou penchants communs aux hommes et aux animaux.

1 Amour physique.
2 Amour des enfants.
3 Attachement amical.
4 Courage.
5 Destruction.
6 Ruse.
7 Amour de la propriété.
8 Fierté, indépendance.
9 Vanité.
10 Circonspection.

Facultés dont les animaux sont presque entièrement dépourvus.

11 Mémoire des faits.
12 Mémoire des lieux.
13 Formes.
14 Mémoire des mots.
15 Mémoire des langues.
16 Coloris.
17 Mélodie.
18 Nombres.
19 Mécanique.

Facultés morales qui sont du domaine de l'intelligence seule de l'homme.

20 Esprit comparatif.
21 Recherche des causes.

22 Esprit de saillies.
23 Poésie.
24 Bonté.
25 Imitativité.
26 Vénération.
27 Fermeté.

SYSTÈME DE SPURZHEIM.

ORDRE I.

FACULTÉS AFFECTIVES.

GENRE I.—Penchants.

1 Amour physique (amativité).
2 Amour de la géniture (philogéniture).
3 Amour de l'habitation (habitativité).
4 Attachement (affectionivité).
5 Courage (combativité).
6 Penchant à détruire (destructivité).
7 Penchant à construire (constructivité).
8 Désir d'avoir (acquisivité).
9 Penchant à cacher (secrétivité).

GENRE II. — Sentiments.

1° *Sentiments des brutes.*

10 Amour-propre.
11 Amour de l'approbation (approbativité).
12 Circonspection.
13 Bienveillance ou amour du prochain.

2° *Sentiments propres à l'homme.*

14 Vénération.
15 Persévérance.
16 Justice (consciencioslté).
17 Espérance.
18 Surnaturalité (merveillosité).
19 Esprit de saillie (idéalité).
20 Gaîté.
21 Imitation (imitativité).

ORDRE II.

FACULTÉS INTELLECTUELLES.

GENRE Ier. — SENS EXTÉRIEURS.

1° Le *toucher*, 2° le *goût*, 3° l'*odorat*, 4° l'*ouie*, 5° la *vue* (1).

GENRE II. — FACULTÉS PERCEPTIVES.

1° *Connaissant l'existence des objets, et les qualités physiques.*

22 Individualité.
23 Configuration.
24 Étendue.
25 Pesanteur.
26 Coloris.

---

(1) Ces cinq sens servent, chez l'homme et les animaux, à mettre les facultés en rapport avec les objets extérieurs, et ne peuvent être considérés comme organes des facultés; ils sont les instruments qui appartiennent à des organes analogues sans doute à ceux manifestés dans le cerveau, mais le siége de ces organes n'est pas extérieur.

2° *Connaissant les relations des objets et leurs phénomènes.*

27 Localité.
28 Numération (calcul).
29 Ordre.
30 Faculté des phénomènes (éventualité).
31 Temps.
32 Mélodie (tons).
33 Langage artificiel.

GENRE III. — FACULTÉS RÉFLECTIVES.

34 Comparaison.
35 Causalité.

SYSTÈME DE COMBE.

ORDRE I.

FACULTÉS AFFECTIVES.

GENRE I.—PENCHANTS.

A. Alimentation.
1 Amativité.
2 Philoprogéniture.
3 Concentrativité.
4 Adhésivité.
5 Combativité.
6 Destructivité.
7 Secrétivité.
8 Acquisivité.
9 Constructivité.

GENRE II. — SENTIMENTS.

1° *Communs aux hommes et aux animaux.*

10 Estime de soi.
11 Approbativité.
12 Circonspection.
13 Bienveillance.

2° *Propres à l'homme.*

14 Vénération.
15 Fermeté.
16 Conscienciosité.
17 Espérance.
18 Merveillosité.
19 Idéalité.
20 Esprit de gaîté.
21 Imitation.

ORDRE II.

FACULTES INTELLECTUELLES.

GENRE I. — SENS EXTÉRIEURS.

(V. le Système de Spurzheim.)

GENRE II. — FACULTÉS PERCEPTIVES.

22 Individualité.
23 Configuration.
24 Etendue.
25 Pesanteur, résistance.
B Tactilité (placé entre A et 9, encore douteux).
26 Coloris.
27 Localité.

28 Nombre.
29 Ordre.
30 Eventualité.
31 Temps.
32 Tons.
33 Langage.

GENRE III. — FACULTÉS RÉFLECTIVES.

34 Comparaison.
35 Causalité.

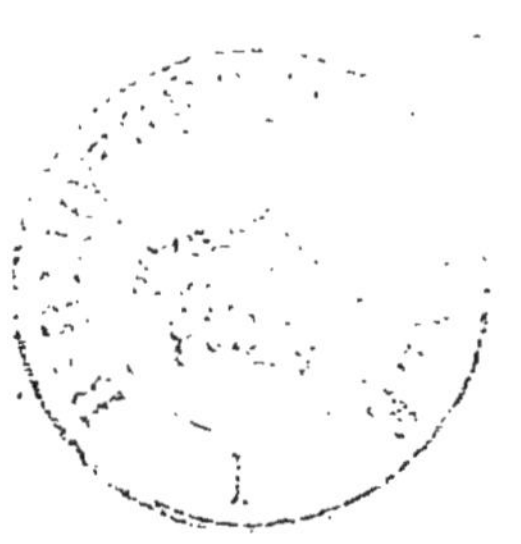

FIN.

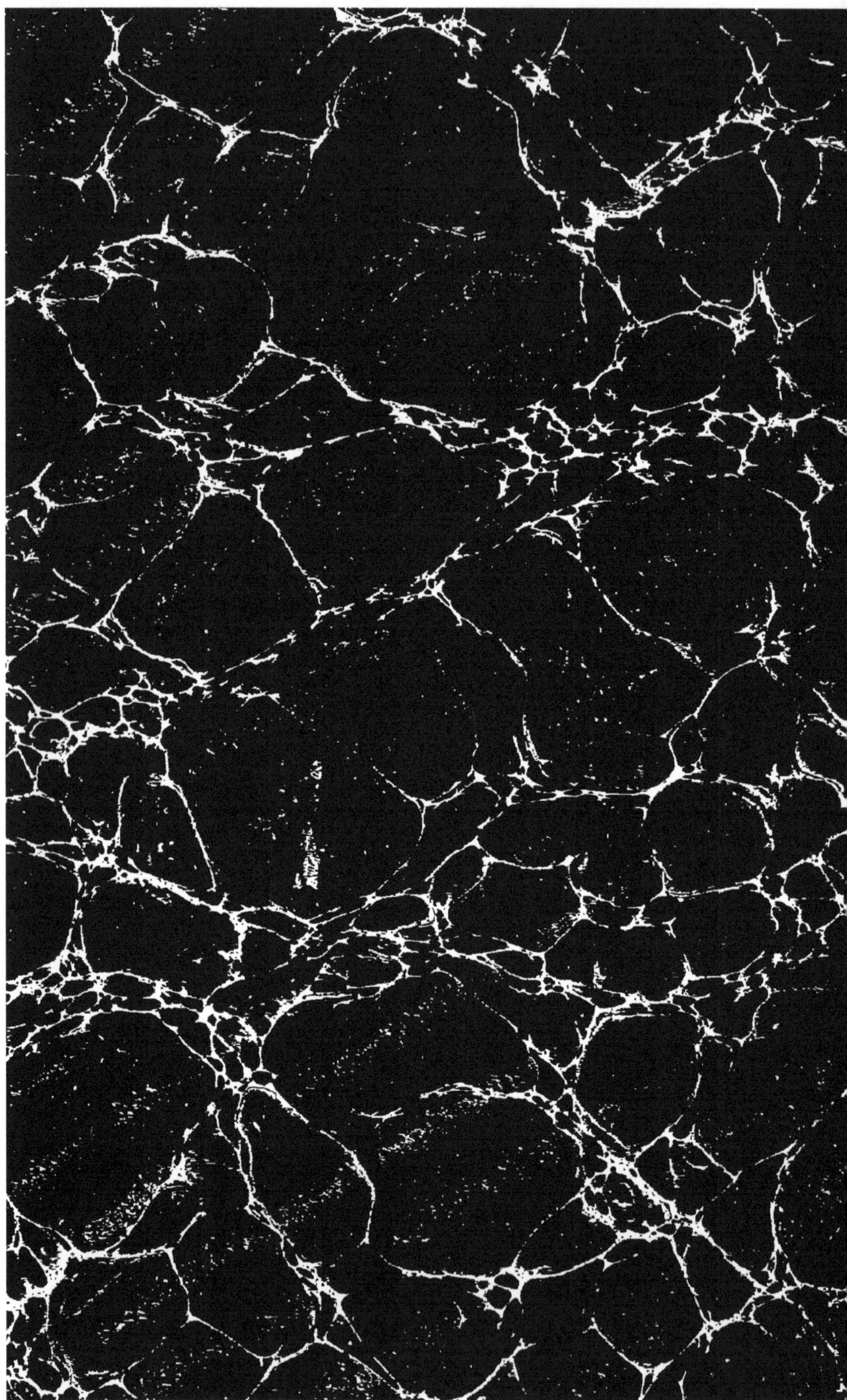

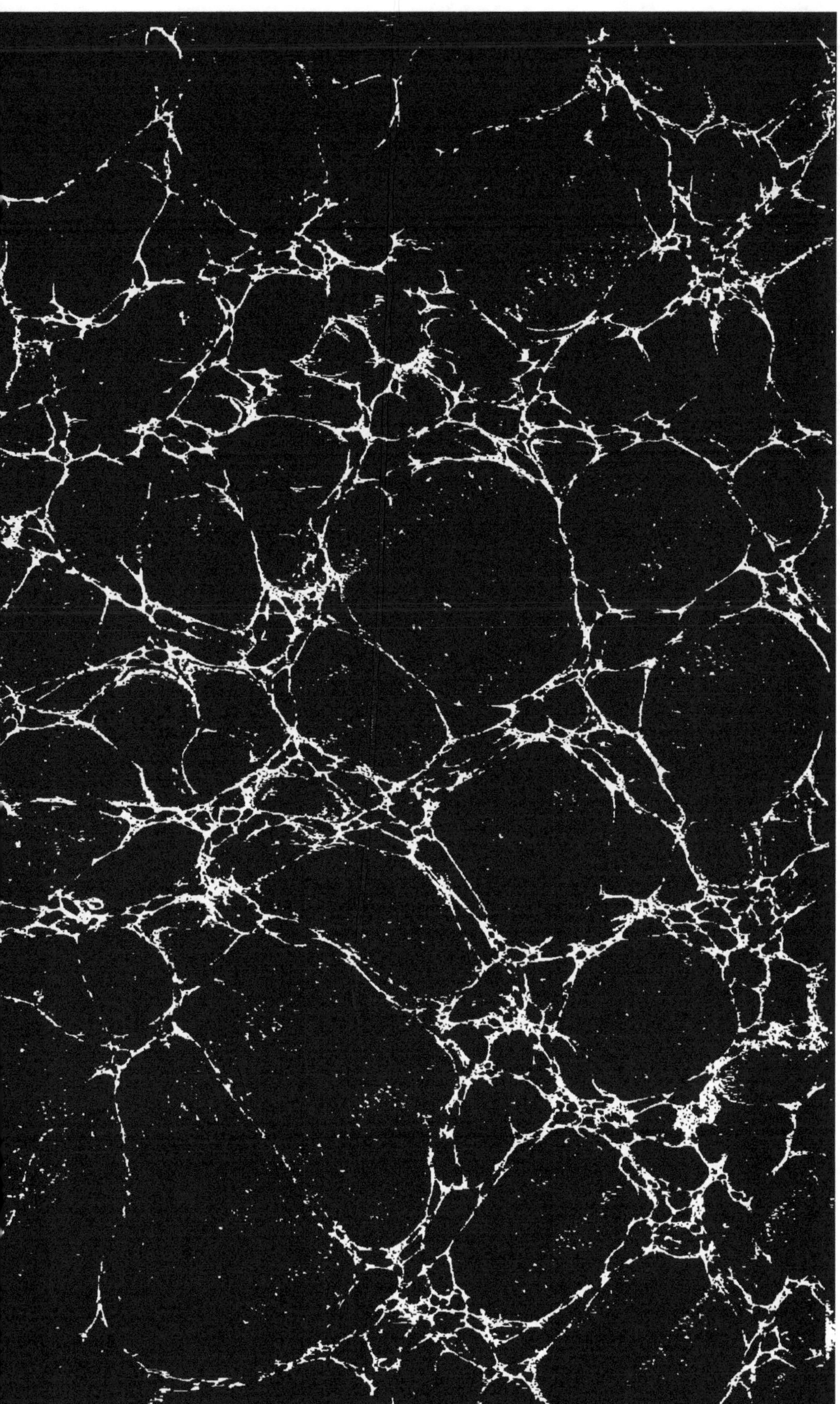

www.ingramcontent.com/pod-product-compliance
Ingram Content Group UK Ltd.
Pitfield, Milton Keynes, MK11 3LW, UK
UKHW031051260726
13965UKWH00006B/1350

9 782013 242059